AF237440

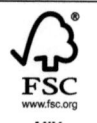

Hilfe, ich bin gesund!

3 ½ Geheimnisse

Impressum

Bibliografische Information der Deutschen Nationalbibliothek:
Die Deutsche Nationalbibliothek verzeichnet diese Publikation in der
Deutschen Nationalbibliografie; detaillierte bibliografische Daten sind im
Internet über http://dnb.dnb.de abrufbar.

Die in diesem Buch wiedergegebenen Aussagen sind nicht als Diagnose, Kur
oder Behandlung einer Krankheit beabsichtigt. Die Autorin dieses Buches
erteilt keinen medizinischen Rat. Die Absicht der Autorin liegt ausschließlich in
der Bereitstellung von Informationen allgemeiner Natur, die bei der Suche
nach physischem Wohlbefinden helfen soll.

Kontakt für Rückfragen:

stefanie.kempe@happywaterteam.com

Coverdesign: Dorothee Zenglein – Zenglein Grafikdesign

Herstellung und Verlag: BoD – Books on Demand, Norderstedt

ISBN: 978-3-7562-7700-1

„Damit müssen sie jetzt leben. Diese Krankheit ist chronisch".

Eine Aussage, die mir im Januar 2020 den Boden unter den Füßen weggerissen hat. Und ich bin mir sehr sicher, dass viele Betroffene dieses Gefühl kennen. Ich möchte daher ab sofort kein Blatt mehr vor den Mund nehmen und die Frage in den Raum stellen:

Warum glaubt ein Mensch, er hätte das Recht, uns sagen zu dürfen, wir würden nie wieder gesund werden?

Wenn ich in den letzten Jahren eine Sache gelernt habe ist es, dass der einzige Mensch, der weiß, ob du wieder gesund wirst oder nicht, ganz allein du bist. Ganz allein du selbst. Denn nur du verbringst 24 Stunden an sieben Tagen der Woche Zeit mit dir. Niemand kennt dich besser als du selbst. Dein Körper spricht nur mit dir. Weder mit dem Typen im weißen Umhang der dir 15 Minuten seiner kostbaren Zeit schenkt noch mit deinen Freunden und Bekannten oder der Familie.

Niemand, aber wirklich niemand hat das Recht, dir diese Flausen in den Kopf zu setzen, du würdest nie wieder gesund werden, müsstest für die nächsten Jahrzehnte täglich Medikamente einnehmen und möglicherweise sogar damit leben, dass dir eines Tages ein Teil deiner Organe entfernt wird.

Doch warum trennt sich in puncto Gesundheit die Spreu vom Weizen? Wovon ist es abhängig, ob sich ein kranker Mensch selbst an das Steuer seiner Gesundheit setzt oder weiterhin Beifahrer bleibt? Ganz einfach. Du musst eine Entscheidung treffen und dich für alle Möglichkeiten öffnen, von denen dir bis heute noch niemand erzählt hat. Du musst Mut beweisen, wenn du den immer wieder zweifelnden Verstand auf die Stille Treppe schickst, weil er dir immer wieder Angst macht und damit dafür sorgt, dass du den Glauben an dich selbst verlierst.

Denn wenn du einmal die Entscheidung getroffen hast, dass es bei dir anders laufen wird, dann werden dir neue Möglichkeiten begegnen. Deshalb bist du zum Beispiel über dieses Buch gestolpert. Nur weil da in dir diese kleine Stimme geflüstert hat: „Probier das mal aus, da ist was dran. Du hast es selbst in der Hand."

Ich weiß, was es kostet, anders zu entscheiden als alle anderen. Es kostet Mut, sich von der allgemeinen Meinung abzuwenden. Wenn du anfängst, einen anderen Weg als ein Großteil deines Umfeldes einzuschlagen, wird dich möglicherweise keiner ernst nehmen. Jeder gut gemeinte Rat kommt von einem Menschen, der es nicht besser weiß und selbst den Glauben an sich verloren hat. Der Arzt bekommt in seinem Studium gelehrt, was er wissen soll und deine Freunde und Bekannten geben nur wieder, was sie selbst erlebt oder über drei Ecken vom Nachbarn oder die Medien erfahren haben. Möchtest du also ein neues Produkt oder einen neuen Weg für deine Gesundheit ausprobieren, dann gehe den Weg entweder vorerst allein oder tausche dich mit den Menschen aus, die sich auch für diese Option entschieden haben.

Es ist schließlich sinnlos auf den Rat eines Elefanten zu hören, wenn du als Eichhörnchen lernen willst, auf einen Baum zu klettern.

Aus eigener Erfahrung sind es häufig folgende Sprüche, mit denen ich mich immer wieder auseinandersetzen durfte: Wenn es doch helfen würde und so leicht wäre, dann wüsste A) der Arzt doch davon und würde es B) doch jeder machen und es C) doch auch in den Nachrichten und Zeitschriften publiziert werden.

Doch warum ist dem nicht so? Weil ein gesunder Mensch dem System kein Geld bringt. Deswegen wird dir weder die Pharmaindustrie noch ein Mediziner oder die Wirtschaft langfristig dabei helfen, gesund zu bleiben. In der Notfallmedizin leisten sie einen hervorragenden Dienst. Im Bereich der Genesung chronischer Beschwerden sehen sie jedoch keinen Mehrwert. Deswegen liegt deine Gesundheit in deiner eigenen Verantwortung. Und zwar zu 100 %. Das bedeutet nicht, dass wir alles allein durchstehen müssen. Natürlich dürfen wir uns Hilfe holen und eine Notfallmedizin ist Gold wert. Aber bei allen Zivilisationserkrankungen und chronischen Symptomen ist es ganz allein deine Aufgabe, deinen Körper dabei zu unterstützen, zurück in sein Gleichgewicht zu finden und den Glauben an deine Entscheidung nicht zu verlieren. Auch wenn dein direktes Umfeld die Augen verdreht.

Glaub mir. Ich weiß, wovon ich spreche. Wie oft haben mir die Ärzte, aber auch nahestehende Personen, nicht helfen können und mir gesagt, ich müsse ab sofort damit Leben und manchmal sogar, ich würde mir meine Gesundheit nur einbilden, das würde sich bald wieder ändern. Ich würde einen Schub bekommen. Irgendwann hatte ich die Schnauze gestrichen voll. Mir war klar, dass nur ich allein die Ursache des Ungleichgewichts erkennen kann und die Verantwortung dafür übernehmen muss, was in den letzten Jahrzehnten auf körperlicher und seelischer Ebene meines Lebens schiefgelaufen ist. Und ab dem Zeitpunkt durfte ich die spannendste Reise meines Lebens antreten.

Weil ich mittlerweile der festen Überzeugung bin, dass jeder Mensch das Grundrecht auf Gesundheit in Anspruch nehmen muss und es unsere Pflicht ist, energiegeladen und gesund zu sein, möchte ich dieses Wissen mit dir teilen. Ich möchte, dass du wieder das Licht am Ende einer sehr dunklen und ausweglosen Reise siehst und den Mut findest, einen neuen Weg einzuschlagen. Ich möchte dir sowohl auf wissenschaftlicher Ebene Vertrauen schenken, aber auch das Vertrauen in deine innere Stimme, dein Bauchgefühl wecken.

Mein Motto für den Weg zur Gesundheit: Niemand sagt, dass der Weg leicht ist. Nur, dass wir ihn gemeinsam mit Leichtigkeit gehen können.

Ich bin wieder gesund. Und du sollst es auch sein oder, noch besser, gar nicht erst ernsthaft krank werden. Jeder von uns auf seinem individuellen Weg in Richtung Lebenskraft und Glück.

Du hast ein Wunder verdient. Hier ist es.

Viel Spaß!

..., dass es dem Körper vollkommen egal ist, wie wir ein Symptom nennen.

..., dass die Ursache im Grunde genommen ein und dieselbe ist.

Wo die Pharmaindustrie 1000 Probleme und Symptome sieht, gibt es für den Körper zunächst nur 3:

- Übersäuerung
- Dehydrierung
- Abnehmende Zellmembranspannung

Kann es das schon gewesen sein? Kann es wirklich sein, dass wir nur an diesen drei Stellschrauben drehen müssen und unser Körper findet unabhängig von der diagnostizierten Symptomatik nach und nach wieder zurück in sein Gleichgewicht? Meine Überzeugung lautet: Ja.

Warum du davon bisher noch nichts gehört hast? Möglicherweise weil es der Wahrheit entspricht. Weil es der Wahrheit entspricht und die vielen Pharmakonzernen eine Menge Geld kosten würde, wenn eine breite Masse der „Zivilisationskrankheiten" nicht mehr der Rede wert wäre.

Woraus besteht nun aber eigentlich der menschliche Körper, was treibt ihn an und welchen Stoff benötigt unsere Zelle, um, wie der Motor eines Pkws, zuverlässig Leistung zu erbringen? In der Zeit, wo wir uns mit genau diesen Themen hätten beschäftigen sollen, hatten wir allerdings andere Sachen im Kopf. Der Aufbau von Mitochondrien, die Bereitstellung von ATP und die Zusammensetzung der

Körperflüssigkeiten spielten in der Jugendzeit verständlicherweise eine eher untergeordnete Rolle. Doch selbst wenn ich versuche, mich an den Bio, Chemie- und Physikunterricht zurückzuerinnern, bin ich mir sehr sicher, niemals etwas über die Bedeutung von Wasserstoff, dem Lymphsystem, Nährstofftransport, Säureüberschuss oder der Auswirkung einer positiven Ladung auf unsere Zellmembranspannung gehört zu haben. Geschweige denn, welchen Einfluss unsere seelischen Beschwerden auf das körperliche Wohlbefinden haben können.

Was wäre für uns also wichtig gewesen zu lernen, damit wir den angeblichen Zivilisationskrankheiten den Mittelfinger zeigen und unser Leben ohne Beschwerden in vollen Zügen genießen können?

Ich möchte auf den kommenden Seiten jedem einen Einblick in eine ursprünglich hoch komplizierte Welt ermöglichen. Deswegen halte ich es bewusst kurz und schaffe mit einfachen Worten ein erstes Bewusstsein, sodass sich auch wirklich jeder mit dieser Lektüre abgeholt fühlt. Für alle individuellen und detaillierten Fragen, die sich dir im Verlauf stellen, aber auch über Wege der Zusammenarbeit, weil du Unterstützung auf deinem Weg suchst, findest du meine Kontaktdaten im Impressum.

Also dann. Let's go.

Lektion 1: Das lymphatische System

Das Lymphsystem ist das „Abwassersystem" unseres Körpers. Dabei produziert es rund fünf Liter Lymphe am Tag. Hierbei handelt es sich um eine milchig – wässrige Flüssigkeit, welche über die Schlüsselbeinvene in den Blutkreislauf fließt. Zum Lymphsystem zählen ebenso die Milz, die Mandeln und der Thymus. Die 300 – 700 Lymphknoten des Lymphsystems haben die Aufgabe, die Körperflüssigkeit zu reinigen und zu verhindern, dass beispielsweise Stoffwechselendprodukte in den Blutkreislauf gelangen. Des Weiteren bilden sie einen wichtigen Bestandteil unserer Immunabwehr. Zu guter Letzt wird überschüssige Gewebsflüssigkeit in die Lymphgefäße abgeleitet.

Kommt es nun aber zu einem Stau der Lymphflüssigkeit, löst dies eine fatale Kettenreaktion im Körper aus. Was passiert wohl, wenn überschüssiges Wasser nicht mehr aus dem Körper abtransportiert wird? Was passiert wohl, wenn die Stoffwechselendprodukte und Giftstoffe nicht mehr über die Leber, Niere und Darm ausgeschieden werden, sondern in einer verdickten Lymphflüssigkeit feststecken? Was passiert wohl, wenn keine Nährstoffe mehr in die Zelle transportiert werden können?

Genau. Es entstehen unter anderem die sogenannten Zivilisationserkrankungen. Mit dem Lymphsystem steht und fällt also die Gesundheit eines Menschen. Allerdings nicht von heute auf morgen. Eine ganze Weile können die Lymphknoten Giftstoffe sammeln und den Schaden dadurch minimieren. Deswegen fällt auch kein schweres Symptom plötzlich vom Himmel, wie es meiner Beobachtung nach viele Menschen glauben. Einige Jahre vorher kündigt der Körper schon mit den „üblichen Wehwehchen, die man im

Alter so bekommt" an, dass etwas schiefläuft. Ein Beispiel, welchen Einfluss ein verdrecktes Lymphsystem auf den Körper haben kann? Vor allem bei Frauen ist es erschreckend zu sehen, wie z. B. die Brustkrebsrate steigt. Meine Vermutung? Bei uns Frauen befindet sich das stärkste Lymphgewebe, neben dem Lendenbereich, rund um die Brust und Achseln. Im Notfall transportiert der Körper Stoffwechselendprodukte zur stärksten Reinigungsfabrik des Körpers. Das ist im Falle der Frau der Brustbereich. Je länger diese Stoffe jedoch dort lagern, weil auch Leber und Niere erschöpft sind und es keinen kontinuierlich sauberen Lymphfluss mehr gibt und Entgiftung über die Schweißproduktion durch Deodorant unterdrückt wird, desto mehr Schaden kann angerichtet werden und der Körper beginnt mit der Abkapselung gewisser Stoffe. Das Ende der Geschichte kennst du.

Stell dir unsere Lymphflüssigkeit bitte wie einen ICE vor. So soll sie funktionieren. Realität ist jedoch, dass die Lymphe der meisten Menschen arbeitet wie ein Eisenbahnwaggon, der von zwei Pferden gezogen werden muss, von denen eines auch noch humpelt.

Doch was benötigt unser Lymphsystem, um frisch und spritzig seinen Job zu erfüllen?

Bewegung, ionisiertes Ursprungswasser sowie fettarme Ernährung. Keine Medikamente. Keiner Wassertabletten. Wenig Fertigprodukte und Softdrinks.

Wie du dich erinnern kannst habe ich erwähnt, dass kein chronisches Symptom vom Himmel fällt. Im Dezember 2019 empfand ich es jedoch als genau das. Einen mich ohne Vorwarnung überrollenden Schicksalsschlag. Ich kann also sehr gut nachempfinden, wie es für die Betroffenen unter uns ist, wenn sie lange Zeit mit Scheuklappen vollkommen betäubt ihrem chronisch gestressten Alltag nachgehen und plötzlich aus heiterem Himmel vom Leben mit körperlichen Schmerzen wachgerüttelt werden. Aus heutiger Sicht erkenne ich natürlich, was über Jahre hinweg in meinem Leben dazu geführt hat, dass es so weit kommen konnte und habe mittlerweile ein Händchen dafür entwickelt, die Signale des Lebens sowohl für mich, aber auch für andere Personen rechtzeitig zu deuten.

Als ich damals jedoch auf einen Schlag, neben einer Regenbogenhautentzündung meines Auges, Gelenkentzündungen und dem Burn Out, meine „chronische" Darmentzündung diagnostiziert bekommen habe, stand neben der Ernährungsumstellung die Nahrungsergänzung mit an erster Stelle. Außerdem konnte ich jetzt nicht mehr vor der Tatsache weglaufen, dass mein Vater mit einem eigentlich geheilten Bauchspeicheldrüsenkrebs erneut an Lebermetastasen erkrankt war. Ich konnte schließlich nicht mehr gehen, nicht mehr essen und nicht mehr richtig sehen. Ich war auf die Hilfe meiner Familie angewiesen, zog aus dem beschaulichen Mecklenburg wieder zurück nach NRW und wurde somit mit meiner größten Angst konfrontiert. Das Leben packte mich somit von der körperlichen und seelischen Seite. Mit dem Fokus auf der körperlichen Ebene habe ich sehr schnell rund 15 unterschiedliche Präparate zugeführt und gehofft, dass sie meinen Körper schnell wieder auf die Beine bringen. Kommentare wie: „Ein geschädigter Darm kann diese Nährstoffe gar nicht aufnehmen", habe ich gekonnt ignoriert. Genauso wie die Tatsache, dass mein Vater bald sterben und ich ihn dabei zu Hause begleiten würde.

Die Darmgesundheit spielt neben dem Lymphsystem eine ausschlaggebende Rolle für unser gesamtes Wohlbefinden. Nicht nur, dass sich in unserem Darm durch die Ansiedlung des Mikrobioms ein weiterer großer Teil des Immunsystems und damit der Nährstoffaufnahme befindet. Unser Darm ist auch das zu Hause unseres Unterbewusstseins und somit der Dreh- und Angelpunkt unserer seelischen Gesundheit.

Ist dort etwas aus dem Gleichgewicht geraten, entfacht sich eine Kaskade diverser Symptome und Begleiterscheinungen, die nicht immer mit der Darmgesundheit in Verbindung gebracht werden. Das Mikrobiom an vorderster Front hat in seiner Diversität in den vergangenen Jahren immer mehr abgenommen. Dies ist zum einen auf eine sehr einseitige Ernährung zurückzuführen, die kaum noch Bestandteile enthält, auf die unsere Darmbakterien abfahren, wie beispielsweise fermentierte und ballaststoffreiche Lebensmittel, aber auch wasserstoffreiches Wasser. Zum anderen zerstören Zucker und übermäßige Fettzufuhr, aber auch Stress und Wassermangel die Artenvielfalt unseres Mikrobioms und lassen einen Rattenschwanz an Symptomen entstehen.

Wusstest du außerdem, dass ein Teil unseres Mikrobioms zudem wasserstoffliebend ist? Dieser Teil ist häufig jedoch sehr schnell ausgestorben. Aus diesem Grund fördert wasserstoffreiches Wasser das Wachstum wasserstoffliebender Darmbakterienstämme, die maßgeblich zu unserer Gesundheit und Lebensqualität beitragen.

Neben der Gesundheit unseres Mikrobioms und der damit zusammenhängenden Aufspaltung diverser Nahrungsmittel hängt die

Aufnahme der Nährstoffe jedoch ebenso von einer intakten Darmwand ab. An dieser Stelle spielt die Darmschleimhaut eine wichtige Rolle und in diesem Zusammenhang mehrere Kilogramm Ablagerungen, die sich über die Jahre hinweg mit Vorliebe zwischen den Darmzotten angelagert haben.

Lass mich ehrlich sein. Unser Darm ist die reinste Müllkippe. Und das auf Kosten unserer Lebensqualität. Betrachten wir neben dem Ernährungsstil vor allem die Masse an Nahrungsmitteln, die viele Menschen in der heutigen Überflussgesellschaft täglich zu sich nehmen, dürfen wir uns nicht wundern, dass in dem ca. sieben Meter langen Schlauch mit einer Fläche von rund 500 Quadratmetern die unverdauten und sauren Nahrungsmittelreste zwischen den Zotten festhängen, gären und dort einen immensen Schaden anrichten. Über viele Jahre hinweg entstehen harte Verkrustungen, unter denen die Darmschleimhaut durch Austrocknung zerstört wird. Die Folge sind unter anderem Leaky Gut und entzündliche Darmerkrankungen.

Doch was benötigt ein Darm, um dynamisch und motiviert seinen Job zu erfüllen?

Ionisiertes Ursprungswasser, das reich an Wasserstoff ist. Dies dient der Reinigung und als Nahrung für das Mikrobiom sowie der Darmschleimhaut. Ballaststoffreiche Nahrungsmittel, um die Darmaktivität zu gewährleisten, fermentierte Produkte für glückliche Darmbakterien, Bewegung und wesentlich weniger Nahrungsaufnahme, als wir gewohnt sind. Außerdem spielt unser psychisches Wohlbefinden eine ungeahnt ausschlaggebende Rolle.

Unser Körper ist ein perfekt aufeinander abgestimmtes System. Einige Organe und Flüssigkeiten befinden sich im sauren pH-Wert Bereich, andere wiederum im basischen. Solang dieses Gleichgewicht erhalten bleibt, bleiben alle Organfunktionen intakt und Infekte werden vom Immunsystem eliminiert sowie überschüssige Säurelast ausgeglichen und abtransportiert. Möglicherweise kennst du das Zitat:

„Das Milieu ist alles. Der Erreger ist nichts".

Durch unsere westliche Lebensweise stellen wir unsere Körpersysteme in diesem Punkt jedoch vor erhebliche Schwierigkeiten. Gerät der Körper in einen Zustand der Übersäuerung, werden die Körperstrukturen geschädigt und es entsteht ein Schlaraffenland für Viren, Bakterien und Pilze jeglicher Art. Schon Dr. Otto Warburg (Nobelpreisträger in der Krebsforschung) erkannte 1931:

„Keine Krankheit kann in einem basischen und sauerstoffreichen Milieu existiere. Nicht einmal Krebs."

Ist es nicht erstaunlich, dass wir darüber nie etwas gelernt haben und 80 % unserer Lebensfaktoren darauf abzielen, die Säurelast in unserem Körper zu erhöhen? Angefangen bei den Lebensmitteln, von denen nur Obst und Gemüse basisch verstoffwechselt werden bis hin zu den Umweltgiften, die wir täglich einatmen? Nicht zu vergessen Stress, der das Potenzial einer Übersäuerung im Körper exponentiell erhöht.

Als logische Schlussfolgerung müssen wir also einen basenüberschüssigen Lebensstil praktizieren, um unseren Körper gesund zu erhalten und Krankheit jeder Art zu vermeiden. Aus diesem

Grund sind Basenkuren und Basenpulver in aller Munde. Doch reicht das aus? Glauben wir der Theorie von Dr. Otto Warburg müssen wir lediglich für ein basisches Körpermilieu sorgen und schon hat keine Krankheit mehr die Chance, in unserem System Fuß zu fassen. Wie sieht es aber aus, wenn wir schon krank sind? Reicht dann eine zweiwöchige Basenfastenkur aus, um den Körper wieder zurück in sein Gleichgewicht zu führen?

Wacht auf Königinnen und Könige. Nein. Mit Sicherheit nicht.

Um die Säurelast im Körper zu senken, müssen wir vor allem an einer Stelle ansetzen: dem Lymphsystem. Ist die Lymphflüssigkeit mit einem natürlichen pH-Wert von 7,4 übersäuert, hat das fatale Auswirkungen auf den gesamten Körperkreislauf. Basenpulver und Basenfastenkuren wirken in dieser Hinsicht jedoch nur wie ein Tropfen Wasser auf einem heißen Stein. Um den pH-Wert von beispielsweise 6 auf 7 anzuheben, benötigen wir die zehnfache Menge eines ionisierten Quellwassers. Möchtest du also 100 ml Säure in deinem Körper anheben, musst du dafür 1 Liter ungepuffertes, ionisiertes und wasserstoffreiches Quellwasser trinken. Wie viel Obst du für diesen Ausgleich essen müsstest, möchte ich mir gar nicht ausmalen.

Erinnerst du dich noch an mein Lebensmotto in puncto Gesundheit? Dass niemand behauptet, der Weg sei leicht, dass wir ihn aber in Leichtigkeit gehen können?

Aus diesem Grund habe ich mich damals von der anstrengenden Welt der gesunden Ernährung verabschiedet und angefangen, mich primär gesund zu trinken. Ich war krank. Ich hatte damit Stress genug. Ernährung soll zwar gesund sein aber doch Spaß machen, oder nicht? Und nach einiger Zeit tat sie das auch wieder. Weil ich meinen Körper mit ionisiertem Ursprungswasser aus seinem Notstand retten konnte.

Jetzt esse ich gesund, weil es Spaß macht. Nicht mehr, weil es mein Überleben sichert.

Rechnen wir nun also unser Beispiel von oben auf die gesamte Körperflüssigkeit hoch und bedenken den Fakt, dass wir täglich durch unseren Lebensstil neue Säuren im Übermaß produzieren, kannst du mit Sicherheit verstehen, warum eine einwöchige Basenkur mit Pulver und Tee den Körper nicht im Mindesten langfristig aus seiner Notlage befreien kann. Zudem kommt bei den Basenpulvern eine weitere Komponente ins Spiel. Es handelt sich dabei um eine gepufferte Base.

Es gibt einen wichtigen Unterschied zwischen einer gepufferten und ungepufferten Base.

Die *chemisch gepufferte Base* ist in ihrer Molekularstruktur so stabil, dass sie auf längere Zeit die Magensäure beeinflusst und um ein Vielfaches schwächer wirkt als eine natürlich ungepufferte Base. Bei einer ungepufferten Base handelt es sich zum Beispiel um ein Wasser, dem wir Natron hinzufügen. Dieses wird bekannterweise basisch. Jedoch nicht auf natürliche Weise durch Aufspaltung der Molekülstruktur und natürlicher Hinzugabe von Elektronen und Wasserstoff, sondern durch das Beifügen einer chemischen Substanz. Eine physikalisch ungepufferte Base auf Grundlage von molekularem Wasserstoff verbindet sich direkt mit weiteren Molekülen und wird somit schnell und zuverlässig in das Körpersystem transportiert. Eine ungepufferte Base im Wasser ist aus dem Grund natürlich, weil sie in der Natur durch beispielsweise Blitzeinschlag und die Energie eines Wasserfalls entsteht. Durch diese ursprünglichen Vorgänge erhält ein Wasser spezielle Eigenschaften, die es unserem Körper ermöglichen, zurück in sein Gleichgewicht zu finden.

Bei dem Ausmaß an Übersäuerung in unserer aktuellen Gesellschaft reicht es nicht aus, ein paar Wochen im Jahr basisch zu essen und ein

Pülverchen einzunehmen. Wir müssen unserem Körper täglich die Möglichkeit geben, sich von den Säureschocks aus Pasta, Brot, Bier, Cola, Mineralwasser, Stress und Abgasen zu befreien.

Doch was benötigt der Körper, um sein Säure Basen Gleichgewicht wiederherzustellen und aufrecht zu erhalten?

Reichlich Obst und Gemüse, ionisiertes Ursprungswasser mit natürlicher Basizität durch Wasserstoff, schweißtreibende Sporteinheiten und ein stressreduziertes Leben.

Weißt du, ich frage mich immer wieder eine Sache: Warum glauben die Menschen nicht, dass es leicht sein kann? Warum machen sie es sich unnötig schwer, indem sie sich zu diversen Ernährungsumstellungen zwingen, einen Haufen Geld für Hilfe von Heilpraktikern ausgeben und ihr restliches Vermögen in Nahrungsergänzung stecken, nur um am Ende wieder am Anfang zu stehen und sich zum einen die Schuld daran zu geben, dass es nicht wirklich besser wird und zum anderen die Hoffnung zu verlieren, dass sich jemals etwas verändert.

Ich wusste es damals auch nicht besser. Ebenso wenig wusste ich etwas darüber, dass meine seelischen Beschwerden immer der Ursprung der ganzen Tragödie waren und eine aufgeschobene Entscheidung das andere unterdrückte Gefühl jagte und schließlich in einem körperlichen Fiasko enden musste.

Wenn ich mit den Menschen meine Geschichte teile, ihnen von den Geheimnissen erzähle, das Wasser empfehle und nie wieder etwas von ihnen höre, frage ich mich wirklich: Was läuft da schief? Möchten sie es sich weiterhin schwer machen? Möchten sie weiterhin daran glauben, dass sie krank leben müssen? Möchten sie ihren Kindern nicht beibringen, was eine glückliche Lebensqualität und Nachhaltigkeit im Alltag wirklich bedeutet? Sind ein paar Tausend Euro einmalig für den Rest des Lebens investiert, wirklich eine zu große Hürde in Anbetracht der Aussicht die Probleme und körperlichen Beschwerden möglicherweise wirklich loszuwerden und die Lebensqualität langfristig zu steigern?

Möchte denn niemand auf dieser Welt ein verdammtes Vorbild sein?

Physikunterricht:
Lektion 4: Hexagonale Struktur

Doch damit der wertvolle Wasserstoff aus einem Wassermolekül auch in unsere Zelle gelangt, ist es wichtig, dass dieses Molekül eine entsprechende Struktur aufweist. Bei der hexagonalen Struktur handelt es sich am Beispiel von Wasser um eine sechseckige Schneeflockenform. Dr. Masaru Emoto hat diesbezüglich in eindrucksvollen Experimenten belegen können, wie sich diese Molekülstruktur unter der Beeinflussung diverser Faktoren wie z. B. Musik, Worte, Emotionen und Strahlung verändert. Im Gegensatz zu den schon beeinflussten Molekülen ist ein hexagonal strukturiertes Wassermolekül in seiner Ursprungsform jedoch frei von Informationen, bis wir das Wasser einem entsprechenden Umstand aussetzen.

Auch in Obst und Gemüse ist diese hexagonale Struktur aufgrund des hohen Wasseranteils noch im gewissen Maß vorhanden. Neben Mineralien und Spurenelementen sind Obst und Gemüse eben aufgrund dieser zellverfügbaren Struktur so gesund.

Werfen wir daher noch einmal einen Blick auf das Wasser, seine Struktur und den Aufnahmeprozess im Körper. Es ist entscheidend zu verstehen, dass unser Körper Wasser ausschließlich in ausreichenden Mengen aufnehmen kann, wenn es gewisse Eigenschaften erfüllt. Eine davon ist die entsprechende hexagonale Strukturierung.

Was ich damals in der Schule nicht gelernt habe ist nämlich, dass es die sogenannten Aquaporine in unserem Körper gibt.

Dabei handelt es sich um Proteine, die Kanäle in der Zellmembran bilden, um die Aufnahme von Wasser in die Zelle zu gewährleisten. Diese Aquaporine haben jedoch eine hexagonale Struktur.

Ist das Wasser, was wir trinken, nun aber nicht fein hexagonal, sondern grob strukturiert, gelangt es nur zu einem geringen Anteil in unsere Zelle. Die Folge dessen ist Dehydrierung. Eine langsame, aber sichere Austrocknung unserer Zelle.

Bei Elektronen handelt es sich um das Red Bull unseres Körpers. Elektronen in der richtigen und ausreichenden Form zugeführt, verleihen Deinem Körpersystem Flügel. Doch warum ist das so?

Ein Elektron ist ein negativ geladenes Teil. Wichtig für uns ist in diesem Fall zu wissen, dass sich die Elektronen als eine Art Hülle um unsere Zelle bewegen und damit eine Zellmembranspannung von -70 mV bis -90 mV aufrechterhalten. Nimmt diese Zellmembranspannung ab, reagiert unsere Zelle mit Alterung, Schwäche und Krankheit bis hin zum Zelltod. Nimmt die Zellmembranspannung ab, verwandelt sich unsere Zelle von einer Weintraube in eine Rosine.

Dadurch, dass ein Elektron ein negativ geladenes Teil ist und unsere Zellmembran dementsprechend auch aus einer negativen Ladung besteht, lässt sich leicht schlussfolgern das wir, um langfristig gesund zu sein, viele negative Elektronen zu uns nehmen müssen. Diese negativen Elektronen erhalten wir zum einen über unsere pflanzliche Ernährung und zum anderen über ein ursprüngliches Quellwasser sowie die Verbindung mit der Natur, lange Spaziergänge und Barfußlaufen.

Richten wir allerdings einen Blick auf unsere aktuelle Gesellschaft dürfen wir uns eingestehen, dass keiner der von mir oben erwähnten Punkte mehr für uns verfügbar ist. Durch die nährstoffarmen Böden und den Massenanbau von Obst und Gemüse sowie lange Transportwege und unreifes Pflücken sind weder ausreichend Nährstoffe noch Elektronen im Lebensmittel enthalten. Unser Wasser wird entweder in Plastikflaschen abgefüllt und über Monate hinweg gelagert oder durch ein dreckiges, gradliniges Rohr unter der Erde nach chemischer Aufbereitung in unseren Haushalt transportiert. Für die Natur haben wir durch die heutigen Arbeitsbedingungen häufig keine Zeit mehr und barfuß zu laufen ist uns nicht selten ein absoluter Graus.

Im Körper passiert nun also Folgendes: Sind die Nahrungsmittel und Getränke, die wir zu uns nehmen, nicht reich an Elektronen und damit negativ geladen, sind sie zwangsläufig elektronenarm sowie positiv geladen und schwächen unsere Zelle. Nehmen wir ein positiv geladenes Wasser zu uns, ist es ähnlich wie einem Benziner regelmäßig Diesel zu tanken.

Doch was beeinflusst die Menge an Elektronen und damit die Zellmembranspannung in unserem Körper außerdem? Abgesehen von der Nahrung entstehen auch durch Stress und Umweltschadstoffe sogenannte freie Radikale als Produkt der Stoffwechselprozesse in unserem Körper. Diese Produktion freier Radikale fällt üblicherweise als ganz natürlicher Prozess täglich in unserem Körper an. Freie Radikale sind Moleküle, denen ein Elektron fehlt. Dieses Elektron „klauen" sie sich von unserer vollständigen Zelle.

Werden nun aber über einen langen Zeitraum mehr freie Radikale produziert als unser Körper auf natürlichem Wege neutralisieren kann, nimmt der Zellschaden zu und unsere Zellen werden krank und schwach. Dieser Fall tritt häufig ein, wenn die natürliche freie Radikalproduktion durch Stoffwechselprozesse wie Stress, Ernährung und saure Getränke überstrapaziert wird. An dieser Stelle kommen als Helfer die Antioxidantien ins Spiel. Bei Antioxidantien handelt es sich um Moleküle mit einem überschüssigen Elektron. Dieses Elektron wird an das freie Radikal übergeben, sodass die Zelle unberührt und kraftvoll bleibt.

Unser Ziel ist es also einerseits ein so hohes Maß an Antioxidantien zu uns zu nehmen, dass die freie Radikalproduktion durch unsere

Ernährung und die Umwelteinflüsse einigermaßen ausgeglichen werden kann und andererseits den Alltag, die Ernährung und unser Trinkwasser so zu optimieren, dass es zu einer wesentlich geringeren Produktion freier Radikale kommt.

Das stärkste Antioxidans der Welt ist Wasserstoff. Was würde also mit unserem Körper passieren, wenn wir ihm täglich ein wasserstoffreiches Wasser zuführen?

Was würde ich dafür geben, dass dieses Wissen in der Schule und im Studium aufgegriffen wird. Das Thema Wasser begleitet mich auf die ein oder andere Weise schon viele Jahre. Nachdem ich jedoch aufgrund meiner eigenen Geschichte erfahren durfte, welchen Einfluss es wirklich auf unsere Gesundheit hat und was für ein Schindluder damit in der Wirtschaft getrieben wird, ist mir einfach nur übel.

Wir sind alle in dem Glauben aufgewachsen, dass zum einen das Flaschenwasser aus dem Supermarkt ein Wasser ist, das wir Langzeit bedenkenlos trinken können. Zum anderen wurde uns immer erzählt, unser Leitungswasser sei bestens geprüft und nicht schädlich. Auch wurden wir von unserer Wirtschaft darauf getrimmt viel zu essen, anstatt zu trinken. Wir lernten das Durstgefühl mit dem Hungergefühl zu verwechseln und wenn wir dann mal dachten, wir hätten Durst, griffen wir zur Limo oder dem Mineralwasser. Mit dieser kurzen Zusammenfassung wurde mehr oder weniger der Grundstein für einen schleichenden, aber direkten Weg in Richtung Abhängigkeit und Krankheit geebnet.

Doch was genau ist jetzt so schlimm daran, dass wir Wasser aus der Flasche oder dem Hahn trinken?

Werfen wir ein Blick auf unser Flaschenwasser wissen wir, dass es häufig irgendwo im Nirgendwo abgefüllt und gelagert wird. Ich mache an dieser Stelle auch keinen Unterschied zwischen Wasser in der Plastikflasche und Wasser in der Glasflasche. Die Wasserqualität ist in beiden Fällen über einen langen Zeitraum schädlich für deinen Körper. Mikroplastik ist in diesem Fall nur noch der Tropfen, der das Fass endgültig zum Überlaufen bringt. Wir wissen also nach dem Abfüllprozess nicht, wie lange das Wasser schon in der Flasche steht und wie abgestanden es am Ende in unserem Mund landet. Ich weiß ja nicht wie Du das siehst, aber ich möchte ein „frisch gezapftes" trinken. Das gibt mir ein viel besseres Gefühl als der Gedanke an ein monatelang in Flaschen abgepacktes und häufig von einem fremden Ort der Welt bis nach Deutschland transportiertes Getränk.

Werfen wir ein Blick auf die physikalischen und chemischen Eigenschaften eines Flaschenwassers können wir nachweisen: es ist sauer, positiv geladen und grob strukturiert. Was wissen wir jetzt aber aus den vorangegangenen Lektionen? Säure und positive Ladung schwächen unsere Zelle und lassen unseren Körper krank werden. Wollen wir das? Nein.

Des Weiteren führt eine zu grobe Molekülstruktur das Wasser quasi an unserer Zelle vorbei und unterstützt die Dehydrierung. Wollen wir, dass unsere Organe vertrocknen wie eine Rosine? Nein.

Warum also um Himmelswillen trinken wir dieses Wasser?

Alterativ könnte man ja Leitungswasser trinken. Das schneidet im Vergleich immer gut ab. Aber im Vergleich zu was? Dem ungesunden Flaschenwasser oder dem nicht trinkbaren Leitungswasser aus dem Ausland? Was ist die Grundlage für diesen Vergleich? Bei unserem Leitungswasser handelt es sich um ein hervorragendes „Gebrauchs"wasser. Aber ein Trinkwasser, welches wir mit drei Litern am Tag regelmäßig zuführen, braucht ganz andere Eigenschaften. Unser Grundwasser wird von den Wasserwerken aufbereitet, damit es als „sauberes" Leitungswasser in unserem Haushalt verfügbar ist. Oder sollte ich lieber sagen „unsere Grundwassersuppe"? Denn das, was mittlerweile in unseren Wasserwerken ankommt, ist ein Gemisch aus allem, was wir so im Alltag in unsere Abwasserrohre kippen. Um diese Suppe wieder aufzubereiten, dürfen die Wasserwerke natürlich chemische Mittel anwenden, um ein gewisses Maß an Reinheit zu gewährleisten. An dieser Stelle wurde ich persönlich schon immer stutzig. Ich soll also ein Wasser trinken, dass mit weiteren Chemikalien versetzt wurde, damit es sauber ist? Das klingt unsinnig. Laut Trinkwasserverordnung § 11 muss das anschließende Leitungswasser auch nur auf 59 Stoffe kontrolliert werden. Alle anderen dürfen ungehindert darin enthalten bleiben. Und jetzt mal unter uns. Kannst Du dir vorstellen, wie alt die Wasserrohre sind, die von den Wasserwerken unter der Erde bis zu unserem Haus laufen? Meinst du wirklich, die sind blitzeblank und sauber? Wohl eher nicht. Gradlinige, dreckige Rohre, durch die ein chemisch aufbereitetes Wasser läuft. Das soll unser Trinkwasser sein? Mit Sicherheit nicht. 1 A Gebrauchswasser. Alles fein. Aber um unseren Körper damit dauerhaft zu versorgen? Auf gar keinen Fall.

Bei Wasser handelt es sich um das Nahrungsmittel Nr. 1 für unseren Körper. Wir bestehen zu rund 75 % aus dem flüssigen Gold und mit diesem Getränk steht und fällt deine Gesundheit. Fassen wir also einmal zusammen, welche Eigenschaften ein Wasser benötigt, bevor wir uns den 3 ½ Geheimnissen ursprünglicher Gesundheit widmen.

Filterung der grobstofflichen Schadstoffe

Natürliche Basizität durch molekularen Wasserstoff

Minusladung durch Elektronenüberschuss

Zellverfügbarkeit durch hexagonale Struktur

Übersäuerung, Säure Basen Haushalt, Basenfasten, Basenpulver, Zitronenwasser. Wir alle haben in den Nachrichten, den Zeitschriften und beim Arzt davon gehört und es vielleicht sogar ausprobiert. Aber hat es unseren Körper langfristige Gesundheit geschenkt? Nein. Unser Gesundheitssystem ist darauf ausgelegt, uns ein kurzzeitiges Wohlgefühl zu ermöglichen. Langfristige Gesundheit bringt kein Geld. Basenpulver verkaufen sich super, weil Du sie immer wieder brauchst. Schmerztabletten verkaufen sich super, weil Du sie immer wieder brauchst. Wir dürfen aus unserem Märchentraum aufwachen, dass die Schulmedizin und Pharmaindustrie unsere langfristige Gesundheit unterstützen will.

Wie können wir aber diesem System ein Schnippchen schlagen und WIRKLICH langfristig gesund werden? Ganz einfach. Beginne zunächst mit der kontinuierlichen Entsäuerung deines Körpersystems.

Eine der größten Herausforderungen ist es immer wieder, den Menschen die zwingende Notwendigkeit einer Tatsache näher zu bringen, wenn sie sie nicht wirklich sehen und fühlen können bzw. das, was sie fühlen, nicht damit in Verbindung bringen, weil es zum Alltag geworden ist. Auch wenn 90 % der westlichen Bevölkerung unter chronischer Übersäuerung leidet, weil es sich dabei um eine logische Schlussfolgerung unseres aktuellen Lebensstils handelt, möchte ich Dir kurz in zwei Kategorien aufzählen, woran Du sie beispielsweise erkennen kannst.

Beginnende Übersäuerung: Übergewicht, Müdigkeit, Kopfschmerz, Verstopfung, Steifheit, Krämpfe, starkes Schwitzen, Mundgeruch, Sodbrennen, Hautprobleme, Haarausfall, brüchige Nägel

Chronische Übersäuerung: Osteoporose, Arthrose, Rheuma, Fibromyalgie, Allergien, Diabetes, Gastritis, Bluthochdruck, Neurodermitis, chronische Darmentzündungen, Migräne, Sehschwäche

Ja. All diese sogenannten „Zivilisationskrankheiten", die heute in unserem Alltag als „das hat man halt so im Alter" schöngeredet werden, sind mitunter die Folge eines übersäuerten Körpermilieus. Deswegen möchte ich Dir an dieser Stelle mit all meiner Überzeugung und Liebe zum Thema sagen: keine Krankheit und kein Schmerz kann langfristig in deinem Körper ansetzen, wenn das Körpermilieu natürlich basisch ist. Es geht einfach nicht.

Warum setzen wir also nicht zuallererst an genau diesem Punkt an, wenn wir spüren, dass es uns nicht gut geht? Warum nicht schon viel früher? *Warum arbeiten wir nicht lieber präventiv,* anstatt das Geschrei groß werden zu lassen, wenn das Kind plötzlich im Brunnen liegt und wir von den Ärzten als chronisch krank mit Cortison nach Hause geschickt werden, weil sie selbst keine Ahnung mehr haben, was sie mit uns machen sollen?

Denn chronisch bedeutet meines Erachtens nicht mehr als: „Wir haben kein Medikament dafür entwickelt, denn diese Krankheit spielt uns über Jahre hinweg viel Geld ein".

Doch wenn Basenpulver, Zitronenwasser, Obst und Co. nicht die Lösung sein sollen für dieses massive Problem, was ist es dann? Ganz einfach: Wasser. Was soll ich sagen. Keep it simple and stupid. Wenn du zu 75 % aus Wasser bestehst, dann wird Wasser wohl auch 75 % der Lösung sein, nicht wahr?

Übersäuerung beginnt häufig in unserem Lymphsystem. Wie wir zu Beginn schon erfahren haben, besteht die Lymphflüssigkeit, aber auch unser Blut aus Wasser und ist der Dreh und Angelpunkt des Nährstofftransportes und der Reinigung von allem, was wir in unseren Körper aufnehmen. Nehmen wir also Lebensmittel und Getränke mit einem sauren pH-Wert zu uns, hat unsere Lymphe einen schweren Job. Dort versucht eben diese ihr Bestes, um alles im Gleichgewicht zu halten und gewissenhaft aufzuteilen in „gut" und „böse", verwertbar und nicht verwertbar.

Nimmt die Zufuhr aber überhand, lagern sich unter anderem die überschüssigen Säuren im Lymphgewebe ab. Über diesen Punkt hinaus gerät der Blut pH-Wert und der pH-Wert unserer Organe immer mehr aus dem Gleichgewicht, was zur Folge hat, dass sowohl Viren, Bakterien und Pilze, aber auch damit einhergehende Entzündungen einen Nährboden finden und sich ungezügelt ausbreiten können. Dadurch das wir durch unsere Lebensweise immer fleißig Nachschub an Säure liefern, unterstützen wir dieses Wachstum.

Um den schon entstandenen Schaden jedoch wieder auszugleichen, ist es notwendig, dass wir unser saures Körperwasser wie das Wasser eines verdreckten Aquariums, in dem die Fische kurz vor dem Ersticken sind, auswechseln.

Bei diesem Hochleistungsreinigungsprozess handelt es sich um ein echtes Vorhaben, das Zeit benötigt! Denn genau so wenig wie die Übersäuerung und die damit einhergehenden Folgen innerhalb weniger Tage entstanden ist, wird eine gesunde Entsäuerung erfolgen. Du brauchst also etwas, das du jeden Tag kontinuierlich über einen langen Zeitraum zufügst, damit dein Körper entsäuern kann.

Warum eine Hauruckaktion keine gute Idee ist? Wenn Dein Körper auf Zellebene mit dem Entsäuerungsprozess beginnt, werden die damit einhergehenden Giftstoffe und über Jahrzehnte abgelagerte Stoffwechselendprodukte aus der Zelle transportiert. Diese werden im Regelfall über unsere Entgiftungsorgane Leber, Niere, Darm und Haut ausgeschieden. Sind diese Kanäle aber durch die vielen Jahre Übersäuerung und Austrocknung überlastet und ermüdet lagern sich die Stoffwechselendprodukte vorübergehend in den Gelenken ab oder verbleiben in der Blutbahn.

Dadurch entstehen sogenannte Entgiftungserscheinungen wie Kopfschmerzen, Darmprobleme, Hautausschlag und Gelenkschmerzen. Da wir diesen Fall vermeiden möchten, ist es wichtig, über einen langen Zeitraum kontinuierlich jeden Tag ein bisschen die Entsäuerung unterstützen.

Ein Wasser mit den Eigenschaften eines Ursprungswassers ist das Mittel der Wahl, um diesen Prozess in Gang zu bringen. Durch die Filterung gelangen keine weiteren chemischen Stoffe in das Körpersystem, durch die hexagonale Struktur gelangt es über die Aquaporine in die Zelle, durch die natürliche Basizität von molekularem Wasserstoff ist es die Grundlage der Entsäuerung und aufgrund der Minusladung durch Elektronenüberschuss werden die Schäden an der Zellmembran repariert.

Unterstützend darfst du dich pflanzlich vollwertig ernähren, selbstgepresste Säfte oder Zitronenwasser genießen, über schweißtreibende Sporteinheiten die Säureausleitung über die Haut unterstützen und bei langen Spaziergängen im Wald tiefe Atmung praktizieren. Legen wir die Grundlage mit Entsäuerung über Ursprungswasser, sind diese Punkte jedoch einfach alternativ.

Keine Frage. Trockenobst schmeckt wunderbar. Aber möchtest Du Dir vorstellen, dass deine Leber, deine Niere und alle anderen Organe aussehen wir eine verschrumpelte Rosine? Was wir im innen nicht sehen müssen, können wir jedoch an unserem Hautbild ganz leicht erkennen. Falten zeigen uns, was im Inneren unseres Körpers geschieht. Es muss nicht normal sein, mit 35 die ersten Falten im Gesicht zu haben. Auch wenn diese Tatsache der Kosmetikbranche mehrere Milliarden Euro im Jahr einspielt. Wie kann es aber nun sein, dass wir angeblich von innen heraus austrocken, wenn wir doch ausreichend Wasser trinken? Diese Frage bekomme ich regelmäßig gestellt. Setzen wir das bisschen Wasser, das am Tag getrunken wird mit den austrocknenden Faktoren in Vergleich, herrscht ein deutliches Ungleichgewicht zu Gunsten der Wirtschaft.

Wusstest du, dass der Körper einen Großteil des Wassers benötigt, um die von uns aufgenommenen Nahrungsmittel zu verdauen und somit kaum etwas für unsere Zelle übrigbleibt? Und von dem Wasser, das vielleicht noch übrig ist, kommt schlussendlich nichts in der Zelle an, weil diese einen Schutzmechanismus besitzt, der nur hexagonale und minusgeladene Moleküle einlässt. Mist. Und jetzt? Was sind die Folgen?

Mal abgesehen von unserem äußeren Erscheinungsbild ist die schwerwiegendste Folge, dass unsere Organe, die Schleimhäute, aber auch Sehnen, Bänder, Faszien und Muskeln immer poröser werden.

Stell dir in diesem Zusammenhang einfach einen Haufen trockener Blätter vor. Wenn du darüber läufst, hörst du es knacken und knistern. So kannst du es dir in deinem Körper vorstellen. Solch ein brüchiges Gewebe neigt zu Verletzungen. Daher sind Bänderrisse und

Verspannungen, aber auch die abnehmende Spannkraft unserer Haut nur eine logische Schlussfolgerung.

Solch ein ausgetrocknetes Gewebe neigt außerdem zu Entzündungen. Was würde passieren, wenn du einen Tropfen Säure auf ein trockenes Blatt gibst? Richtig. Es verätzt und entzündet sich möglicherweise. Eben dieser Vorgang geschieht, einfach ausgedrückt, in unserem Körper. Ein ausgetrockneter Darm wird immer wieder mit sauren Lebensmitteln und Getränken versorgt. Kein Wunder, das er sich entzündet.

Unser Körper steckt seit vielen Jahren in einer Zwickmühle. Zum einen ist es ein natürlicher Schutzmechanismus des Körpers, dass er saures, positiv geladenes und zu groß strukturiertes Wasser nicht in ausreichendem Maß in die Zelle aufnimmt. Die Aufbereitung würde ihn mehr Energie kosten, als er noch zur Verfügung stehen hat. Deswegen sendet er häufig die Signale „schaff nicht mehr als einen halben Liter" oder „schmeckt mir nicht". Diese zwei Aussagen hast du mit Sicherheit schon einmal von Freunden und Bekannten gehört? Zum anderen ist es einfach unsere physikalische Grundvoraussetzung, dass die Aquaporine nur negativ geladenes Wasser passieren lassen.

Was passiert nun, wenn du ein Wasser mit diesen Eigenschaften zu dir nimmst? Dein Hautbild verfeinert sich, du wirkst sowohl jünger als auch vitaler, dein Muskel- und Fasziensystem entspannt sich und wird leistungsfähiger, deine Schleimhäute regenerieren sich, die Organe gewinnen an Spannkraft und können ihre Arbeit wieder ausführen und das Gehirn wird ausreichend mit Wasser versorgt, sodass Müdigkeit und Kopfschmerzen der Vergangenheit angehören.

Dieser Punkt begegnete mir auf meiner Reise in die Welt der Heilung erst spät. Ich war mir nicht darüber bewusst, dass unsere Zellmembran eine elektrische Spannung hat, geschweige denn, dass diese eine negative Ladung besitzt und mit entsprechender Ernährung und meinem neugewonnenen Trinkverhalten unterstützt werden kann. Außerdem hätte ich nie vermutet, dass mein Körper eine mir bis dato unbekannte Lebensenergie zurückgewinnt.

Wie du schon erfahren hast, liegt die natürliche Zellmembranspannung zwischen -70 mV und -90 mV. Die fehlende Spannung in der Zellmembran sorgt dafür, dass die Zelle anfälliger für Angriffe von außen wird. Wandert die Spannung weiter in den positiven Grenzbereich, sind krankhafte Veränderungen der Zelle vorprogrammiert.

Du kannst es vergleichen mit einem Luftballon, der mehrere Tage lang an Luft verliert. Fliegen kann er nur, wenn er straff, gespannt und stark ist. Verliert er nach und nach seine Spannung, besitzt er keine Widerstandskraft mehr. Unser Ziel ist es also, die Zellmembran über viele Jahre hinweg so straff und stark wie möglich zu erhalten. Kurz gesagt: wir wollen den Alterungsprozess der Zelle verlangsamen.

Dafür gibt es tatsächlich zwei Helden in diesem Kapitel: die Antioxidantien und die Elektronen.

Die „Anti"oxidantien verhindern die Oxidation einer Zelle. Oxidation bedeutet in diesem Fall Alterung. Eine Antioxidation beschreibt die Aufnahme von negativ geladenem Wasser und eine Oxidation die Aufnahme von positiv geladenem Wasser.

Verantwortlich für die Oxidation sind freie Radikale. Diese werden durch die Elektronen der Antioxidantien neutralisiert. Die Elektronen spielen außerdem eine wichtige Rolle in der Eigenschaft der Minusladung von Obst, Gemüse und ursprünglichem Quellwasser.

Durch die große Menge an molekularem Wasserstoff, der durch den natürlichen Prozess der Ionisierung entsteht, haben wir eine große Menge an Antioxidantien im Wasser und somit auch einen Überschuss an Elektronen und eine entsprechende Minusladung. Diese Minusladung unterstützt die minusgeladene Zellmembran dabei stabil und resistent gegen Angriffe von außen zu bleiben.

Mit dieser Eigenschaft eines Lebensmittels steht und fällt die Zellgesundheit maßgeblich.

Wenn du dich also auf den Weg machst und recherchieren willst, welches Wasser für dich der optimale Wegbegleiter ist, bitte ich dich darum, die folgenden Eigenschaften zur erfragen, dir die Ergebnisse live zeigen zu lassen oder es sogar selbst zu testen:

- Wird das Wasser so gefiltert, das Mineralien weiterhin enthalten bleiben oder werden sie anschließend künstlich hinzugefügt?
- Besitzt das Wasser eine natürliche Basizität durch molekularen Wasserstoff und kann dies mit entsprechenden pH Test Wassertropfen gemessen werden?
- Besitzt das Wasser eine Minusladung?
- Besitzt das Wasser eine hexagonale Struktur und kann ich dies mit dem Teebeuteltest (reiner Kräutertee ohne Aromen und Farbstoffe) kontrollieren?
- Verwendet das Gerät zur Elektrolyse eine Transformatorentechnik statt Abschalttechnik?
- Ist das Gerät medizinisch zertifiziert und TÜV geprüft?
- Habe ich weltweit Ansprechpartner, Zugriff auf Ersatzteile und kann ich es einfach installieren um es jederzeit mit auf Reisen zunehmen?
- Ist das Unternehmen seit mehr als 30 Jahren am Markt?
- Kaufe ich das Gerät über eine Person, die nachempfinden kann, was ich erlebt habe, mich individuell auf meinem Weg begleitet und mir das Gefühl gibt auf dem richtigen Weg zu sein?
- Bietet mir das Produkt eine pH Bandbreite von 2,5 – 11,5?

Nun hast du also die 3 wichtigsten Geheimnisse von körperlicher Gesundheit aber auch die 3 ausschlaggebenden Gründe für Krankheit kennengelernt:

Gesundheit	Krankheit
Entsäuerung	Übersäuerung
Rehydrierung	Dehydrierung
Zunehmende Zellspannung	Abnehmende Zellspannung

Doch wie wir wissen, besteht die Kunst langfristiger Gesundheit darin, das Leben aus allen Blickwinkeln zu betrachten und somit möchte ich dir in diesem Kapitel noch eine letzte Inspiration mit auf den Weg geben: die Wurzel jeder Symptomatik liegt in einem Gefühl.

Egal was dir die Fachleute auf dieser Welt erzählen möchten: jede Krankheit beginnt mit einem Gefühl. Bevor sich eine materielle Krankheit, also ein handfestes Symptom, manifestieren kann, muss es ein Unwohlbefinden, eine Angst, eine Wut, eine zu lange aufgeschobene Entscheidung oder eine Unzufriedenheit in dir gegeben haben, die sehr lange aufgrund deiner Konditionierungen und Glaubenssätze aus der Kindheit von dir missachtet wurde.

Aussagen wie: „nur noch ein paar Wochen", „ich will das so nicht mehr", andauernde Wut auf deine Arbeit, der Wunsch nach einer Trennung oder was auch immer. Das alles steht am Anfang der Geschichte. Überhören wir diese Signale lange genug, wird der Körper als nächste Instanz eingeschaltet, um uns deutlicher auszubremsen. Deswegen kommt nach den ersten drei körperlichen Gründen für langfristige Gesundheit dieser seelische Aspekt zum Tragen: schau dir deine Ängste, Wünsche und Kindheitstraumata an. Triff Entscheidungen. Das Leben wird dir immer eine neue offene Tür schenken, ein neues spannendes Abenteuer, einen neuen Weg, der dich auffängt. Denn nicht ohne Grund hat jeder Mensch eine individuelle körperliche Symptomatik.

- Ist es der *Darm*? Arbeite an deiner Kindheit und deinem Unterbewusstsein und versuch anderen nicht permanent in den Arsch zu kriechen.

- Ist es die *Leber*? Was lässt dich in deinem Leben so müde werden?

- Ist es der *Magen*? Warum schaffst du es nicht, deiner Wut freien Lauf zu lassen?

- Ist es die *linke Seite*? Wo unterdrückst du deine weiblichen Attribute und solltest mehr Loslassen und die Kontrolle abgeben?

- Es sind die *Augen*? Was willst du nicht mehr sehen oder wo solltest du genauer hinschauen?

Die Liste könnte endlos weitergeführt werden. Nachdem du auf körperlicher Ebene eine stressfreie Grundlage für Heilung gelegt hast, wirst du die Kapazitäten haben, dir deine seelischen Wunden anzuschauen, die dich in diesen Zustand geführt haben.

Häufig halten wir sehr lange an gewissen Lebensumständen fest. Wir haben nie gelernt, wie heilsam loslassen sein kann. Wir haben nie gelernt, dass es in Ordnung ist, Lebensumstände zu verändern. Wir haben nie gelernt, dass es keine Probleme gibt, sondern ausschließlich Lösungen. Wenn du deinen Partner verlassen möchtest, selbst wenn du Kinder hast oder deinen Job nicht mehr gerne machst, geht es nicht darum, dass du in deinem Verstand schon alle Lösungen und Wege für die kommenden Monate parat hast.

Es geht nur darum, dass du eine Entscheidung triffst, in die Umsetzung gehst und du wirst sehen, dass die Lösungen auf dem Weg in den kommenden Wochen von ganz allein auftauchen. Doch was wir nie gelernt haben, ist zu vertrauen. Wir haben weder gelernt uns selbst zu vertrauen noch dem Leben und seinen endlosen Möglichkeiten.

Wir haben ausschließlich gelernt, dem Drama in unserem Kopf zu glauben und uns von der Angst, resultierend aus den Geschichten, die unser Verstand spinnt, blockieren zu lassen. Doch sei dir immer über eines bewusst: der Verstand trifft seine Entscheidungen auf Basis der Vergangenheit. Möchtest du deine Vergangenheit immer weiter wiederholen? Mit Sicherheit nicht.

Eine weitere Rolle spielt natürlich die Ernährung. Wenn ich an die Zeit zu Beginn meiner Erkrankung zurückdenke, sehe ich mich alle möglichen Ernährungsformen ausprobieren.

Von Vegetarisch über Vollwert, Anthony William, Keto, Saftfasten, 80/10/10 und weiß Gott, was es noch alles gibt, habe ich ausprobiert. Und es war anstrengend. Essen hatte nichts mehr mit Freude und Genuss zu tun. Ich tat es viel mehr, um dem nächsten Symptom auszuweichen und meinen Körper zu heilen. Es hat ganze drei Jahre gedauert, bis ich wieder ein gesundes Verhältnis zu Nahrungsmitteln und dem Genuss sowie der Sinnlichkeit des Essens entwickeln konnte. Ich liebe gesunde Ernährung und bin immer noch der Überzeugung, dass gewissen Nahrungsmittelgruppen aus diversen Gründen nur im geringen Maß in unserem Ernährungsalltag auftauchen sollten, wie z.B. Milchprodukte, Fleisch und Fisch sowie Zucker und Alkohol. Aber auch hier bestimmt immer die Menge über das Gift.

Dadurch, dass mein Körper mithilfe von Wasser wieder zurück in sein Gleichgewicht finden konnte, kann er es mittlerweile wunderbar ausgleichen, wenn ich mal über die Stränge schlage.

Welcher Punkt für mich außerdem heutzutage unabdinglich mit zu einer ganzheitlichen Gesundheit gehört ist die Nahrungsergänzung. Die Nährstoffe in unseren Lebensmitteln sind nachgewiesener Weise nicht mehr in ausreichendem Maß vorhanden und der steigende Stresspegel sorgt für einen erhöhten Bedarf an bestimmten Mineralien und Spurenelementen. Das Wissen darüber ist jedoch verloren gegangen.

Zu Beginn habe ich bis zu 15 verschiedene Supplements zu mir genommen von denen ich vermute, dass kaum eines wirklich gewirkt hat, da mein Körper noch entzündet und vollkommen übersäuert war. Ein Wasser mit den entsprechenden Eigenschaften sorgt dafür, dass diese Supplements besser und ohne Schnickschnack bioverfügbar in die Zelle aufgenommen werden. Heute wähle ich gezielt meine Grundversorgung aus Magnesium, Vitamin D3K2, Zink, Ukon Kurkuma, Bitterstoffe, Omega 3 und einem kurweise angewandten Supplement meiner Wahl aus und bin damit äußerst zufrieden.

Zu guter Letzt möchte ich noch ein paar Worte zum Thema Bewegung mit dir teilen. Mit Sicherheit kennst du den Spruch: „Sitzen ist das neue Rauchen" oder „If you dont use ist, you`ll lose it". Durch den Mangel an natürlicher Bewegung und der Zunahme an Schreibtischtätern schreit unser Körper jeden Tag förmlich auf. Die Hüftbeuger ziehen sich zusammen, unsere gesamte Rückseite wird auseinandergezogen, die Schultern hängen vornüber, weil niemand mehr stolz ist auf sich und seinen Alltag. Die Liste könnte endlos weitergehen. Auch unser Energiesystem leidet unter der neugewonnenen Körperhaltung. Meridiane blockieren und die Beschwerden werden stärker. Energie möchte im Fluss sein. Unsere Organe lieben Bewegung und ATP möchte in den Zellen produziert werden. Suche dir daher eine Art und Weise der Bewegung aus, die dich die Zeit vergessen lässt.

Am allerwichtigsten ist es meiner Erfahrung nach zu verstehen, dass Veränderung, Gesundheit und die Liebe zum Leben in Leichtigkeit integriert werden kann. Was meinst du wohl, wie glücklich ich war, nach all den Monaten des Verzichtes, der Regeln und der Angst, schließlich einen Weg gefunden zu haben, der sich mit Leichtigkeit in meinen Alltag einfügte? Nach und nach wurde mein System stärker, hat sich von den Dingen befreit, die nicht mehr zu mir gehörten und schließlich habe ich mich mit dem Themen Mindset, Ernährung und Bewegung auf einer viel entspannteren Ebene auseinandersetzen können. Auf einmal hat das Leben wieder Spaß gemacht.

Und das ist ein wesentlicher Punkt, der bei dem Vorhaben, wieder gesund zu werden oder gesund zu bleiben, missachtet wird: es muss dir Freude bereiten.

Ich wünsche dir, dass du dir die in dieser Lektüre aufgeführten 3 ½ Geheimnisse langfristiger Gesundheit auf dem Herzen zergehen lässt.

Nutze dieses Wissen. Zeit ist nicht recycelbar.

Wir haben nur dieses Leben, diese paar Jahre, nur eine Lebensqualität und nur den Moment im Hier und Jetzt. Wir sollten den Mut aufbringen und spontan einen Weg wählen.

Und natürlich möchte ich dir das Wasser empfehlen, für das ich mich entschieden habe: Kangen® Wasser von der Firma Enagic.

Viel Freude auf deiner Reise. Meld dich bei mir, wenn du eine Reisebegleiterin suchst.

Stefanie

ANHANG

Ein paar Buchempfehlungen für dich

„Wasser des Lebens" – Ingomar W. Schmelz

„Change your water, change your life" – Dr. Dave Carpenter

"Jungbrunnenwasser" – Dipl. Ing. Dietmar Ferger

„Mein Handbuch zur Hydroxypathie" – Ronald Fischer

„Die Antwort des Wasser" Band 1&2 – Masaru Emoto

„Die Botschaft des Wassers" – Masaru Emoto

„Happy Water – Dein Weg zu einem neuen Wasserbewusstsein" – Stefanie Kempe

„Krankheit als Chance" – Dr. Rüdiger Dahlke

„Krankheit als Weg" – Dr. Rüdiger Dahlke

Für deine Reise ins World Wide Web

www.enagiceu.com

www.happywaterteam.com

www.hydrogenstudies.com